J. ISELY

DEUX MOTS SUR L'HYDROTHÉRAPIE

Son action hygiénique préventive et curative

PRIX : 50 centimes

Le corps humain est un mécanisme dont le régulateur est l'hydrothérapie.

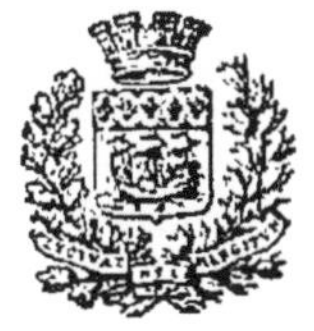

PARIS
A L'ÉTABLISSEMENT D'HYDROTHÉRAPIE
151, *Faubourg Poissonnière*, 151
(Près la rue de Maubeuge)

1890

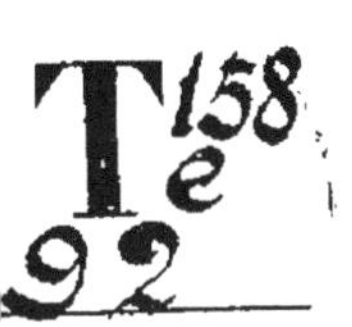

J. ISELY

DEUX MOTS
SUR
L'HYDROTHÉRAPIE

Son action hygiénique préventive et curative

PRIX : 50 centimes

Le corps humain est un mécanisme dont le régulateur est l'hydrothérapie.

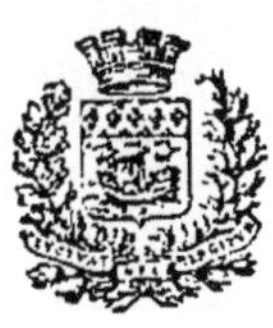

PARIS

A L'ÉTABLISSEMENT D'HYDROTHÉRAPIE

151, *Faubourg Poissonnière*, 151

(Près la rue de Maubeuge)

1890

DE L'HYDROTHÉRAPIE

Notre but est de dire en deux mots ce qu'est l'hydrothérapie. Nous éviterons les expressions techniques afin que ce court résumé soit compris de tout le monde.

Aujourd'hui le mot „*hydrothérapie*" veut dire en France: traitement par l'eau appliquée sous forme de douches, et spécialement de douches froides

Le froid est une sensation relative. Une température de dix degrés semblera chaude en hiver et glaciale en été. De même, s'il était possible de chiffrer la sensation de plusieurs personnes recevant une douche à température égale, on obtiendrait des coefficients bien différents. Aussi doit-on avoir recours souvent à l'usage des douches tièdes et même chaudes. Ces douches, dites écossaises, sont un auxiliaire précieux qui permet aux tempéraments les plus délicats de profiter des bienfaits de l'hydrothérapie.

Disons de suite que l'hydrothérapie est une médication énergique, avec laquelle on obtient des résultats merveilleux. Mais c'est aussi une arme à deux tranchants qui ne devrait jamais être maniée que par une main habile et compétente. Donner une douche, c'est pratiquer une opération : c'est donc chose délicate et qui doit être faite avec discernement.

Les débuts de l'Hydrothérapie.

Bien avant Priessnitz, des tentatives de traitement par l'usage de l'eau froide avaient été faites par Floyer, Hahn, Currie, Gianini, Pomme, etc... : néanmoins, on peut considérer Priessnitz comme le créateur de cette thérapeutique.

Lorsque, dans la première moitié de ce siècle, il innova en Autriche l'hydrothérapie, ce fut un engoûment. On vit des dames du meilleur monde, habituées au luxe et au confortable achevés, se soumettre aux exercices corporels les plus pénibles, au régime alimentaire le plus rude, et prendre des douches d'eau glacée dans des endroits non chauffés par les hivers les plus rigoureux. Les résultats que Priessnitz obtint furent très heureux.

Mais les choses nouvelles ne vont jamais directement au point qu'elles occuperont définitivement. Pour ne pas mourir étouffées à leur début et se faire jour au milieu de ce qui est déjà établi, il leur faut une énergie suffisamment prononcée. Animées de ce premier essor, elles dépassent souvent la place qui leur est marquée pour ne revenir s'y fixer que plus tard. L'hydrothérapie n'échappa pas à cette règle ; son innovateur Priessnitz perça là ou ses prédécesseurs avaient échoué ; mais par celà même il poussa sa méthode jusqu'à l'exagération.

L'Hydrothérapie actuelle.

Les choses sont revenues aujourd'hui à leur point normal. En important l'hydrothérapie en France, Fleury avait déjà modifié la méthode allemande. Depuis, d'éminents praticiens ont encore transformé la thérapeutique par l'eau. Les résultats obtenus avec l'hydrothérapie actuelle sont tout aussi satisfaisants que du temps de Priessnitz, quoique la façon d'appliquer cette médication n'ait rien conservé de la première rigueur. Un des modes d'application de l'ancienne méthode était l'enveloppement dans le drap mouillé froid. Ce moyen long et pénible est tombé en désuétude depuis la transformation de l'hydrothérapie.

Le grand rôle des douches est de régulariser les fonctions générales. C'est pourquoi cette médication possède deux propriétés qui sembleraient au premier abord devoir s'exclure. Les douches ordinaires sont à la fois un agent tonique et sédatif, fortifiant et calmant. On peut dire que le corps humain est un mécanisme dont le régulateur est l'hydrothérapie. Ce régulateur conserve la santé et la rétablit dans bien des cas. Le bien-être qu'on éprouve après une douche disparaît peu à peu; mais répété chaque jour, il finit par devenir habituel et définitif. C'est la raison pour laquelle il est nécessaire de prendre une série de douches si l'on veut obtenir un résultat sérieux.

Des maladies traitées par l'usage externe de l'eau.

Anémie, Chloro-Anémie, Névroses, Névralgies, Gastralgie, Gastrite, Dyspepsie, Spermatorrhée, Dysmenorrhée, etc., etc.

La vie fiévreuse et précipitée, les abus de plaisir et de travail que nous procure cette sorte d'excès de civilisation où nous sommes, engendrent au point de vue médical deux grands fléaux : l'énervement et l'affaiblissement. Suivant une expression vulgaire, mais somme toute exacte, « les nerfs deviennent plus forts que le sang ». De là ces désordres dans l'économie qui provoquent des ravages souvent terribles et dont l'énumération est malheureusement trop connue pour avoir besoin d'être faite dans ce résumé sommaire. Que l'hydrothérapie intervienne, et l'équilibre sera vite rétabli : les douches s'attaqueront simultanément aux deux causes du mal ; d'abord par leur action sédative elles calmeront la surexcitabilité du système nerveux ; puis leur propriété tonique vivifiera l'organisme et lui permettra de bénéficier alors de tous les reconstituants et calmants classiques et préconisés, mais inutiles quand les organes émoussés par la maladie ne permettent plus aux voies digestives l'assimilation, soit de ces médicaments internes, soit d'une nourriture substantielle. On oublie en effet trop souvent que ce n'est pas l'ingestion des aliments qui nourrit l'organisme, mais seulement leur digestion. L'hydrothérapie combat avec succès l'inappétence, cause de l'état languissant de cette fonction capitale. Pour que les médicaments internes produisent les effets thérapeutiques qu'on en attend, il faut que l'économie ait assez de vitalité pour répondre à leur action.

Il fut un temps où l'on saignait pour tout et à propos de rien. Botal disait : « Le sang est comme une fontaine qui fournit d'autant plus qu'on y puise. »

Aujourd'hui on emploie le fer : question de vogue.

Du fer, encore du fer, du fer, toujours du fer.

Ce vers des *Orientales* est bien ici à sa place. Nous sommes dans l'âge de fer......

Le corps humain contient normalement huit grammes de sesquioxyde de fer, soit cinq grammes de fer métallique. La dose ordonnée généralement aux anémiques est de quarante centigrammes par jour. Le traitement devrait donc mathématiquement produire le résultat désiré au bout de très peu de temps ; or on voit à tout moment des anémiques résister des mois entiers aux préparations ferrugineuses. Plus ils absorbent de médicaments et d'aliments, plus l'estomac, déjà languissant de lui-même, se trouve fatigué et conséquemment moins apte à s'assimiler ce qu'on lui fait subir. C'est mettre du combustible dans un foyer sans tirage. Ayez recours à l'hydrothérapie, l'anémie ne résistera pas longtemps.

Nous venons de dire que les douches procurent l'appétit : elles procurent encore le sommeil, ce phénomène réparateur aussi indispensable que la nutrition, et dont les personnes atteintes de maladies nerveuses sont parfois si cruellement privées.

L'immersion dans la piscine à la fin de chaque séance donne à ce sujet d'excellents résultats.

L'hydrothérapie est le spécifique auquel doivent avoir recours les névropathes.

Outre la névrose et l'anémie, l'hydrothérapie tarit bien d'autres maladies. Citons la chlorose, les affections nerveuses en général, la gastralgie, la gastrite, la dyspepsie, les pertes séminales, l'irrégularité des époques, etc., etc.

Enfin on a recours à l'hydrothérapie dans la plupart des maladies chroniques. C'est logique, puisque le rôle des douches est de régulariser les fonctions générales.

De l'Hydrothérapie pendant la période menstruelle.

Pendant cette période on peut continuer les douches, mais à condition de les recevoir très courtes, d'éviter l'abdomen et les lombes, et de ne les localiser sur aucun endroit, même pas sur les pieds.

De l'Hydrothérapie pendant la grossesse.

Quand la grossesse occasionne de l'anémie, des vomissements ou des névralgies, le médecin conseille l'usage des douches. Mais elles doivent être seulement générales, ni trop longues, ni trop fortes, Avoir soin de ménager l'abdomen.

Les rhumatisants peuvent-ils prendre des douches ? — Même question pour les personnes atteintes de maladies de cœur. — Utilité de la douche écossaise.

L'opinion des médecins est partagée quant à la cause du rhumatisme. Les uns le considèrent comme une simple inflammation des séreuses. D'autres y voient un phénomène nerveux. Enfin certains pensent que le rhumatisme vient de l'acide urique qui, élaboré en excès par suite de perturbations dans les actes de nutrition, s'accumulerait dans les tissus fibreux et les articulations au lieu d'être évacué par les voies naturelles ordinaires. Quand l'acide urique se porte sur d'autres organes, il produirait l'albuminurie, le diabète, la gravelle, etc.

Ces diverses opinions sont fondées, mais elles ne doivent pas être exclusives. La cause et la nature du rhumatisme étant variables, le traitement doit l'être aussi.

En régularisant les fonctions digestives, l'hydrothérapie s'oppose à la formation anormale de l'acide urique et favorise son élimination par la peau dont elle active la vitalité.

En agissant comme sédatif, les douches combattent le rhumatisme nerveux. Aussi voit-on des rhumatisants guérir leurs accès passagers par l'hydrothérapie froide. Mais il faut le dire, chez ces personnes la réaction de chaleur après la douche s'opère avec une intensité remarquable.

Nous verrons dans un chapitre suivant que l'hydrotérapie est un préservatif certain contre les refroidissements.

Revenons à notre sujet. Bien des gens atteints d'une maladie tributaire de l'hydrothérapie n'osent pas affronter les douches parce qu'ils sont affligés d'un tempérament rhumatisant. Rassurons ces personnes en leur disant que la douche prise avec certaines précautions spéciales n'a pas l'inconvénient qu'elles redoutent. Il est préférable toutefois de l'administrer froide, très courte, à forte pression et précédée d'une douche très chaude. Appliquée de la sorte, loin de rappeler le rhumatisme, l'hydrotérapie le guérit dans bien des cas.

Comme pour le rhumatisme, il arrive que des personnes atteintes d'affections du cœur se trouvent dans la nécessité de suivre un traitement de douches pour une maladie concomitante justiciable de l'hydrothérapie. Dans ce cas on peut y avoir recours si les lésions cardiaques sont anciennes, chroniques et n'incommodent pas trop le malade. Pourtant il est prudent d'éviter le premier saisissement de l'eau froide en employant la douche écossaise, du moins jusqu'à l'accoutumance complète du malade.

Disons un mot, en terminant, des affections du cœur traitées par l'hydrotérapie.

La douche en premier lieu diminue la tension artérielle et précipite pendant un moment les mouvements du cœur. Puis ce phénomène est bientôt remplacé par une réaction opposée ; la tension artérielle augmente et les battements du cœur ralentissent. Ce ralentissement persiste longtemps après la douche.

Cette double action explique pourquoi certaines affections cardiaques interdisent formellement l'usage de l'hydrothérapie, tandis que d'autres sont guéries ou soulagées par les douches qui accordent au cœur un répit. Cette sédation directe, ce repos relatif du cœur sont des plus précieux pour un organe condamné à fonctionner sans trêve pendant toute l'existence.

De l'action curative de l'Hydrothérapie pendant l'hiver. — De son action préventive contre les refroidissements.

Nous étonnerons certainement bien du monde en disant qu'au point de vue curatif l'hydrothérapie donne de meilleurs résultats l'hiver que l'été.

Plus la température est basse, plus est grande l'activité déployée par l'organisme pour rendre à l'enveloppe cutanée la chaleur dont l'a momentanément privé la sensation du froid pendant la douche. La réaction étant plus profonde, ses conséquences (actions réflexes et mouvements intimes dans les actes de nutrition) sont mieux prononcées et plus complètes.

Au point de vue hygiénique nous dirons que prendre des douches pendant l'hiver, c'est le véritable moyen de ne pas craindre le froid. L'expérience du reste justifie le raisonnement. Cédons au désir de citer un exemple qui, pour être banal, n'en est pas moins frappant : Durant l'hiver faites usage d'eau chaude pour votre toilette, vous éprouverez après, une sensation désagréable de froid ; au contraire, frottez-vous les mains avec de la neige, une réaction de chaleur se manifestera aussitôt et persistera pendant un temps prolongé : voilà en deux mots l'hydrothérapie.

Personne n'est plus sujet aux refroidissements, aux rhumes, aux bronchites, aux fluxions de poitrine, etc., que les gens frileux. Ceux qui ont la bonne habitude de continuer pendant l'hiver leur traitement d'hydrothérapie bravent impunément les rigueurs de cette saison et sont à l'abri des refroidissements, causes de tant de maladies.

En activant la circulation capillaire, l'hydrothérapie tonifie la peau et la bronze contre les variations de température. Les douches développent aussi la cage thoracique, amplifient la respiration et rendent les poumons plus résistants aux changements atmosphériques. On ne saurait donc trop recommander l'usage des douches aux personnes sujettes à s'enrhumer.

De l'Hydrothérapie comme médication adjuvante. — L'Hydrothérapie gardienne de la santé et moyen préventif contre les maladies en général. — L'hydrothérapie est le meilleur préservatif contre la phtisie pulmonaire.

Nous avons parlé plus haut du rôle curatif de l'hydrothérapie. Occupons-nous maintenant de son rôle adjuvant et de son action préventive.

En tonifiant le corps, en régularisant les fonctions générales, les douches aident puissamment le traitement des maladies qui ne sont pas tributaires de l'hydrothérapie, mais qui le deviennent ainsi.

Par leur action vivifiante, les douches permettent aussi à l'économie de supporter les médicaments internes qui sans elles finissent par dégrader l'intérieur et ne plus produire sur les organes émoussés les effets thérapeutiques qu'on en attend.

Nous avons vu plus haut à propos de l'anémie que les ferrugineux inefficaces et parfois nuisibles, produisent soudain le résultat désiré si l'on met l'hydrothérapie en action, tandis que les inconvénients qu'ils produisaient avant l'emploi des douches disparaissent ou s'atténuent. L'organisme réveillé, reconstitué, a la vitalité nécessaire pour répondre à l'action du médicament interne et se l'assimiler.

Le même fait s'observe journellement pour l'iodure et le bromure de potassium, les préparations arsénicales, mercurielles, etc., etc.

En maintenant l'équilibre dans tout l'organisme, l'hydrothérapie conserve la santé, c'est-à-dire l'intégrité de la circulation, de l'innervation et de toutes les fonctions qui constituent la vie. C'est ce qui nous faisait dire en commençant : « Le corps humain peut être considéré comme un mécanisme dont le régulateur est l'hydrothérapie. »

Tout ceci concorde absolument avec les conclusions du rapport appuyé par M. le Docteur Dujardin-Beaumetz, et présenté à l'Académie de Médecine le 6 août 1889 par M. le Professeur Germain Sée. rapport d'après lequel les personnes prédisposées à la phtisie pulmonaire n'ont pas de meilleur moyen de se mettre en garde contre cette maladie que celui de se livrer à l'exercice et à l'hydrothérapie.

Ce qui est vrai pour la phtisie l'est en général pour les autres maladies. Ainsi, comme nous l'avons dit plus haut en parlant de l'hydrothérapie hivernale, les personnes qui prennent des douches sont réfractaires aux refroidissements et à leurs conséquences, telles que rhume, bronchite, pneumonie, etc. Nous avons vu aussi que l'hydrothérapie préserve du rhumatisme, de la gravelle, de l'albuminurie, du diabète, etc.

L'exercice est un adjuvant nécessaire de l'Hydrothérapie. — L'Escrime.

L'exercice et l'hydrothérapie sont deux choses intimement liées. Encore à ce sujet nous suivons les idées de Priessnitz, qui avait bien compris que l'exercice prépare à la douche et la complète. Mais comme pour la douche, on a débarrassé sa méthode de tout ce qu'elle avait d'exagéré. Priessnitz allait jusqu'à faire scier du bois à ses malades. Aujourd'hui, le médecin vous recommandera simplement de combiner l'exercice avec la douche.

L'exercice est une loi naturelle. Dieu a dit au premier homme : « Tu travailleras à la sueur de ton front. » Ceux qui n'obéissent pas au sens physique de ce précepte en sont victimes ; le corps humain est fait pour fonctionner ; si votre situation sociale ne vous oblige pas à travailler manuellement, vous devez vous donner de l'exercice sous peine de voir dégénérer vos facultés physiques. L'on consacre chaque jour un certain temps au sommeil ; on doit faire de même pour l'exercice corporel, qui est aussi indispensable à la santé que le repos.

L'exercice le plus simple, le plus à la portée de tous, c'est la marche. Mais il est peu pratique de marcher par un mauvais temps ; de plus ce genre d'exercice est incomplet ; les membres inférieurs seuls en bénéficient directement. Faites de la gymnastique ou de l'escrime, c'est infiniment préférable.

Pénétré de cette idée, nous avons cru indispensable la création d'une salle d'armes et de gymnastique dans notre établissement d'hydrothérapie. L'expérience nous a depuis donné pleinement raison.

L'escrime a l'avantage sur la gymnastique de donner plus de souplesse, d'élargir la poitrine sans faire bomber les épaules, et enfin d'être un art en même temps qu'un exercice corporel. C'est une distraction captivante, un jeu plein d'intérêt qui occupe l'esprit sans le fatiguer. Enfin ce sport fait aujourd'hui partie de l'éducation d'un homme bien élevé. L'escrime est donc à tous les points de vue préférable à la gymnastique.

CONCLUSIONS.

Une douche n'est pas une chose banale comme un bain. On ne doit faire usage de l'hydrothérapie que d'après les conseils éclairés du médecin et ne se confier pour son application qu'à une personne disposant d'une installation scientifique et perfectionnée, deux conditions indispensables ; sans elles il est impossible d'exécuter les prescriptions médicales. Cette dernière question est de la plus grande importance. Les douches en effet produisent des résultats différents suivant qu'elles sont administrées de telle ou telle façon. L'action des douches peut être déprimante ou excitante. On peut exagérer ou diminuer la circulation capillaire et obtenir un effet antiphlogistique, sédatif, hémostatique, etc., ou bien révulsif, résolutif, reconstituant, tonique, dépuratif, prophylactique, hygiénique, etc.

On ne s'étonnera plus maintenant si les personnes faisant elles-mêmes de l'hydrothérapie chez elles n'obtiennent que des déceptions ou des résultats incomplets. De plus, il est impossible de se doucher soi-même avec fruit, et l'opérateur appliquant cette médication doit avoir des connaissances spéciales bien arrêtées. Enfin l'établissement d'une salle d'hydrothérapie médicale entraîne à toute une installation technique impossible à réaliser dans un appartement.

IMPRIMERIE MARCEL PICARD
10, *Rue Rochechouart*
PARIS

www.ingramcontent.com/pod-product-compliance
Ingram Content Group UK Ltd.
Pitfield, Milton Keynes, MK11 3LW, UK
UKHW020459220726
13923UKWH00006B/2640

9 782019 273910